Tabla de contenido

Introducción……………………………………….......4

Capítulo 1: ¿Por qué comer sano?……………….7

Capítulo 2: Comprender su relación con los alimentos……………………………………………10

Capítulo 3: Los peligros de las tendencias dietéticas……………………………………………14

Capítulo 4: La Pirámide alimenticia………………17

Capítulo 5: Cómo los alimentos pueden ser su medicina……………………………………………19

Capítulo 6: Los Beneficios para la Salud de Comer Verduras………………………………..…………..22

Capítulo 7: Los Beneficios para la Salud de Comer Frutas………………………………………………25

Capítulo 8: La mejor carne para comer para una vida saludable…………………………..…………29

Capítulo 9: Los peligros de los alimentos procesados……………………………..…………33

Capítulo 10: Reunir todo con la planificación de comidas……………………………………………39

Conclusión……………………………………....46

INTRODUCCIÓN

Por alguna razón, una de las cosas más difíciles para un ser humano es comer bien. Ya sea porque tenemos un acceso limitado a los recursos en todas las áreas o porque simplemente tenemos demasiado acceso a alimentos poco saludables, hay muchas razones por las que comer sano es un desafío.

Claro, podemos comer casi cualquier cosa y nos mantendrá. Conseguiremos pasar de un momento a otro y poder llamarnos saludables. Pero, ¿es saludable subsistir con una dieta de alimentos procesados y bebidas azucaradas? El hecho de que estemos vivos no significa que estemos sanos. Y cuanto más envejecemos, más nuestros malos hábitos comienzan a afectarnos.

Es increíblemente importante formar hábitos alimenticios saludables desde el principio de la vida, o al menos, tan pronto como sea posible para evitar que ocurran problemas en el futuro. No querrás despertar un día y darte cuenta de que has tenido una deficiencia de nutrientes durante años y te está causando complicaciones que son casi imposibles de corregir. Todos debemos asumir más responsabilidad por lo que ponemos en nuestros cuerpos, porque si no lo hacemos, puede volverse extremadamente peligroso.

Por supuesto, cuando somos mayores y somos capaces de recordar nuestros errores, la retrospectiva es 20/20. Nos damos cuenta de que había cosas que podríamos haber hecho y probablemente deberíamos haber hecho que simplemente no hicimos porque no estábamos conscientes de los efectos nocivos o simplemente por pereza. Solo tener el conocimiento simple no necesariamente hace que la necesidad de hacer algo consciente de la salud sea una realidad.

En su mayor parte, nos lleva a estar realmente expuestos al sufrimiento que puede ocurrir debido a las malas elecciones de salud antes de que seamos más conscientes de la forma en que tratamos a nuestros cuerpos y nuestra salud en general. Cuando no somos capaces de ver la realidad de las consecuencias de nuestras acciones, puede hacer que se sientan muy lejos y difícil de relacionar. Incluso podemos eliminarlos por completo. Este puede ser un lugar muy debilitante en el que encontrarse. Especialmente cuando ya está lidiando con los efectos secundarios de una mala alimentación y la falta de una dieta saludable.

Todos merecen la oportunidad de convertirse en la mejor versión posible de sí mismos, pero si ni siquiera reconocemos el hecho de que una alimentación poco saludable puede desviarnos del rumbo, incluso en el momento presente, entonces finalmente nos estamos despidiendo del mejor futuro posible.

Pero todo esto puede cambiar. Al leer este libro, comprenderá la importancia de comer sano y cómo los alimentos afectan nuestros cuerpos y funciones.

Sin entender exactamente por qué nuestros cuerpos reaccionan a los alimentos de la forma en que lo hacen, a veces puede ser difícil mantenerse en el camino correcto. Pero hay muchas maneras en las que puede comenzar a comprender por qué comer alimentos saludables es tan importante y exactamente cómo comenzar un viaje de alimentación saludable. No perdamos más tiempo. ¡Debemos comenzar a comer sano hoy!

CAPÍTULO 1: POR QUÉ COMER ¿SALUDABLE?

Una alimentación saludable es importante por muchas razones. La mayoría de nosotros ya somos conscientes de la creciente epidemia de obesidad en América del Norte. Esto es particularmente cierto en el caso de los Estados Unidos en general. Incluso hay una frase para la forma en que muchos estadounidenses comen, y se llama dieta SAD.

SAD significa dieta estadounidense estándar y se refiere a una dieta baja en vegetales, alta en grasas y azúcar, y carente de nutrición. Los alimentos procesados son definitivamente una parte de la dieta SAD. Estos son alimentos que están fácilmente disponibles y se consumen y preparan rápidamente, pero que tienen efectos negativos duraderos para la salud.

Si no quiere volverse obeso, generalmente se considera una buena idea evitar comer tales alimentos procesados y concentrarse en comer cereales integrales, frutas, verduras y carne que no haya sido tratada con hormonas y otras sustancias químicas que, en última instancia, pueden terminan en su cuerpo y causan problemas. Desafortunadamente, en América del Norte, tenemos muchas opciones para holgazanear cuando se trata de preparar comidas.
Tenemos tantas cosas disponibles para nosotros, y la cantidad de dinero que tienes que gastar para comprar mala comida es mucho menor que para

comprar buena comida. Parece extraño que cueste más dinero comprar alimentos orgánicos que comprar alimentos que finalmente causarán problemas de salud a largo plazo, pero esa es la regla de la oferta y la demanda.

No solo eso, sino que los alimentos procesados se producen en masa y generan grandes ganancias debido a su conveniencia. Es por eso que, en muchos sentidos, la epidemia de obesidad en América del Norte no es particularmente sorprendente. La nutrición no es el número uno en la lista de empresas que intentan sacar provecho de la pereza de la gente en la cocina.

Sin embargo, hay muchas razones por las que comer sano es importante y buenas razones para evitar los alimentos procesados y la dieta estadounidense estándar. Por ejemplo, si no quiere ser obeso, definitivamente debe buscar en el resto de este libro formas de mejorar su dieta y comenzar un estilo de vida más saludable.

Otra razón para comer sano es que puede volverse propenso a las enfermedades al comer alimentos poco saludables y seguir una dieta estadounidense estándar que está llena de grasa y azúcar. La diabetes es algo que se puede desarrollar debido a una alimentación deficiente y muchas veces se puede tratar con una alimentación saludable.
La diabetes tipo II es, en última instancia, algo que se puede mantener y controlar con hábitos alimenticios adecuados y desencadenada por malos hábitos alimenticios. Si desea evitar este tipo de dificultades y complicaciones, debe hacer todo lo posible para ser consciente de sus elecciones de alimentos.

Otras enfermedades también pueden resultar de una mala alimentación. La presión arterial alta es común, así como otras enfermedades crónicas. La osteoporosis es algo que puede afectar a muchas personas más adelante en la vida porque no eligieron alimentos saludables antes. Es posible que sufra de mala salud ósea, hipertensión o incluso problemas cardíacos. Todo lo cual puede ser muy exigente para su cuerpo y causar un gran estrés que, en última instancia, puede ser muy peligroso.

Si desea demostrarle a su familia que se preocupa por ellos, debe comenzar a tomar decisiones ahora que lo ayudarán a permanecer en sus vidas el mayor tiempo posible. La mala salud no es algo que solo te afecte a ti. También es algo que afecta a las personas que te rodean. Si te están viendo sufrir debido a las malas decisiones que has tomado, en cierto modo, eso es bastante egoísta. Ellos también están sufriendo. Ahora, haga todo lo posible para tomar las mejores decisiones no solo para usted, sino también para su familia a largo plazo. Este libro te mostrará cómo.

CAPÍTULO2: COMPRENSIÓN TÚ RELACION CON COMIDA

Con el transcurso del tiempo, todos comienzan a desarrollar ciertos hábitos. Desarrollamos hábitos en todos los ámbitos de nuestra vida. Desarrollamos hábitos de higiene, hábitos alimentarios, hábitos de trabajo y todo tipo de otros tipos de hábitos. Sin embargo, suelen ser bastante ajenos a nuestros hábitos hasta que comienzan a afectarnos negativamente. E incluso entonces, cuando comenzamos a comprender que nuestros hábitos nos están afectando negativamente, puede ser muy difícil cambiarlos. Porque así es como lo tengo yo.

Un hábito es algo que hacemos casi inconscientemente. Estamos programados para seguir estos hábitos, y se necesita una gran cantidad de fuerza de voluntad para liberarse del ciclo.

Una vez que comience a comprender que su relación con la comida tiene mucho que ver con los hábitos que ha creado y los hábitos que puede continuar moldeando y cultivando, entonces se vuelve mucho más fácil cambiar su forma de pensar.

Cuando te das cuenta del impacto y la importancia de tu futuro y tomas decisiones positivas sobre estas cosas, puedes estar más preparado para una alimentación saludable y menos inclinado a tomar decisiones que te impactan negativamente a ti y a tu futuro.

A decir verdad, muchos de nosotros parecemos considerar el futuro sombrío. No vemos razones suficientes para cambiar nuestros hábitos porque si no creemos que tenemos nada bueno que esperar, entonces no importa si tomamos buenas decisiones o no. No vemos cómo podemos pavimentar nuestro futuro para que sea en nuestro mejor interés. Probablemente porque no creemos que tengamos ningún poder sobre nuestras vidas.

Si puede identificarse con este sentimiento, no se alarme. Es muy común de la experiencia humana. Por lo general, nos desaniman de tomar el control y utilizar nuestro poder desde una edad temprana, y a veces dejamos de creer que tenemos alguna autoridad sobre nuestras vidas porque otras personas generalmente nos dicen qué hacer.

Como niños, eso tiene sentido. Los niños no siempre saben lo que es mejor para ellos. Pero puede alentar un tipo de mentalidad muy indefenso que hace que tengamos dificultades para comprender que las consecuencias de nuestras acciones realmente pueden comenzar a moldear quiénes somos y cómo nos presentamos ante el mundo.

Esta es la razón por la que es importante realmente tomar medidas para ayudarlo a comprenderse a sí mismo y sus hábitos alimenticios. ¿Cuándo comenzó tu hábito? ¿Cómo formaste ese hábito? ¿Por qué? ¿Qué beneficios tienes de este hábito? ¿Qué efectos negativos tienes de este hábito?

Hágase tantas de estas preguntas como le sea posible para que empiece a tener una comprensión real de cómo está dando forma a su futuro con los alimentos que está comiendo. ¿Está creando un futuro saludable y lleno de energía, o está creando un futuro sombrío y potencialmente lleno de consecuencias negativas para la salud?

A continuación, evalúe su sentido de la autodisciplina. ¿Eres capaz de mantener la disciplina sobre tus elecciones? ¿O es esta un área en la que luchas? La disciplina puede ser difícil para todos, y si te resulta difícil mantener la disciplina, sería bueno que busques diferentes formas en las que puedas animarte a ser una persona más disciplinada tanto en la práctica como mentalmente.

Solo entonces tendrá realmente lo que se necesita para comenzar un viaje de alimentación saludable. Porque nos guste o no, las malas decisiones sobre la salud están en todas partes. Son fáciles y son adictivos.

Si nos dejamos influir por estas malas decisiones y no hacemos nada para cambiar nuestros hábitos, entonces no importa si comes sano a veces o no. Los efectos negativos seguirán agarrando tu cuerpo y esperando para saltar sobre ti cuando menos lo esperes.

En cierto modo, la alimentación poco saludable es un patrón autodestructivo en el que muchos de nosotros participamos. Ya sea que esto se deba a una baja autoestima o simplemente porque no estamos contentos con nuestra situación y no tenemos fe en el futuro, el autocontrol. Los patrones alimentarios destructivos son peligrosos. Tienes que mirarte a ti mismo y realmente valorar tu vida y tu futuro antes de que puedas comer saludablemente.

Hay muchas maneras de hacer esto y, si es posible, es posible que desee consultar a un profesional de la salud mental para obtener apoyo. A veces, pueden ayudarnos a ver sesgos y patrones negativos en nuestras vidas a los que no nos damos cuenta. Una vez que se entiendan y acepten, entonces puede ser mucho más fácil superarlos y tomar los pasos necesarios para tomar decisiones positivas.

Ya sea que busque la ayuda de un profesional calificado o no, hay muchas cosas que puede hacer para cambiar su forma de pensar.

Mientras comprenda que es digno de un cuerpo sano y un futuro positivo, entonces se permitirá tomar los pasos necesarios para llegar allí.

Pero si no te sientes bien contigo mismo, será mucho más difícil. En general, entenderte a ti mismo, tus hábitos, tus obstáculos mentales y tu disciplina te ayudará en tu viaje. Todos podemos dar pasos todos los días para convertirnos en lo mejor de nosotros mismos, y una alimentación saludable es un gran paso en esa dirección. ¡Y es un paso que podemos dar hoy!

CAPÍTULO 3: LOS PELIGROS DE TENDENCIAS DE DIETA

Las tendencias dietéticas son rampantes en nuestra sociedad hoy en día, y casi todas ellas vienen con peligros adjuntos. Desafortunadamente, la mayoría de las personas que están desesperadas por ganar dinero a menudo no ven las consecuencias a largo plazo de sus productos para la salud. Lo que realmente les preocupa es ganar dinero y hacer algo que les ayude a sacar provecho de un deseo desesperado que muchas personas tienen de perder peso de una manera rápida y fácil.

Hay algo que vas a tener que aceptar si las tendencias dietéticas son algo que cautiva tu interés. El desafortunado hecho del asunto es que no existe una forma saludable de perder peso rápida y fácilmente sin trabajo, sin una alimentación saludable y sin ejercicio. Perder peso es una buena meta si es obeso o si no está en forma y necesita movilidad adicional.

En ocasiones, todos nosotros hemos necesitado comenzar a tomar mejores decisiones de estilo de vida, y eso es algo que podemos hacer con alimentos y un movimiento corporal saludable en lugar de confiar en compañías que quieren explotarnos para ganar dinero.

Algunas de las tendencias dietéticas que existen son excepcionalmente peligrosas y tienen graves consecuencias para la salud tanto a largo como a corto plazo.

Muchos de ellos se basan en métodos que nos hacen privarnos a nosotros mismos y al cuerpo de Robert de nutrientes esenciales. A veces, hasta deshidratarnos.

Este tipo de tendencias dietéticas son extremadamente repugnantes. Se están aprovechando de las personas que quieren estar saludables pero no saben cómo hacerlo. Se están aprovechando de las personas, a menudo mujeres en particular, que se están desmoronando bajo la presión de los estándares de belleza poco realistas y de las mujeres a las que se les dice que para tener algún valor, deben verse de cierta manera.

Eso es absolutamente falso. Ya sea que pese 100 libras o 700 libras, tiene valor. Sin embargo, una alimentación saludable es una de las únicas formas reales en las que podrá reactivar su metabolismo y proporcionarle a su cuerpo los nutrientes que necesita para funcionar a su máxima capacidad posible.

Si le está robando a su cuerpo las vitaminas y los minerales que necesita para prosperar y está confiando en una tendencia dietética para que le enseñe cómo perder peso y tener valor cuando todo lo que realmente quiere es su dinero, entonces terminará más lejos. Detrás de la línea con la que ibas a empezar. La desafortunada verdad sobre muchas tendencias dietéticas es que hacen que el cuerpo entre en modo de inanición.

Esto puede arruinar su metabolismo y hacer que aumente de peso aún más rápido en el futuro. No se deje explotar por los anuncios que prometen que perderá peso de forma rápida y manera fácil. Todo eso tendrá un precio. No solo eso, sino que existen tendencias de salud, como la dieta hCG, que realmente pueden arruinar su cuerpo y sus hormonas.

Lo irónico de las tendencias dietéticas es que a menudo harán que sea más difícil para usted perder peso en el futuro porque está implementando formas poco saludables y difíciles de mantener su peso. Si quieres estar flaco, no confíes en una pastilla en la televisión para hacerte flaco. Comience a eliminar los alimentos procesados y azucarados poco saludables y reemplácelos con trigo integral saludable y frutas y verduras orgánicas que no introduzcan sustancias químicas en su cuerpo que le dificultarán aún más perder peso y que, en última instancia, arruinarán la química de su cuerpo. .

Puede parecer tentador poder perder peso rápidamente y no tener que sacrificar los hábitos alimenticios negativos que ha desarrollado a lo largo de su vida, pero no es saludable. Te estás lastimando y preparando tu cuerpo para futuras complicaciones de salud si no tienes cuidado con la forma en que intentas perder peso. Asegúrate de hacer todo lo que esté a tu alcance para tomar las decisiones que te gustaría que otras personas hicieran por sí mismas.

Investigue antes de dejarse influir por el vendedor de aceite de serpiente en la televisión. Mire estas cosas porque usted vale la pena hacer las cosas de la manera correcta y merece un futuro positivo y no uno que se complique con los efectos secundarios de un argumento de venta que solo quiere su dinero y no su salud.

CAPÍTULO 4: LA COMIDA PIRÁMIDE

La mayoría de nosotros probablemente hemos visto la pirámide alimenticia. Al crecer, la pirámide alimenticia se usó a menudo como una guía para darnos una idea de la cantidad y el tipo de alimentos que debemos comer todos los días para mantener un estilo de vida saludable.

Por supuesto, siempre hay evidencia para afirmar que la pirámide alimenticia es flexible, pero en general, si puede observar la pirámide alimenticia, tendrá una idea general de lo que es aceptable en una dieta saludable y nutritiva.

Si bien esto a veces puede ser controvertido, sigue siendo bueno tener un alimento básico. Posiblemente uno que usted mismo cree. Mucha gente dirá que comer tantos granos como sugiere la pirámide alimenticia ya no se considera lo más saludable.

De hecho, con los recientes brotes de enfermedad celíaca, muchas personas están promocionando un estilo de vida sin cereales como la opción más saludable.

En lugar de depender de la pirámide alimenticia como guía básica de lo que es saludable comer, intente tomar en consideración sus propias experiencias personales con la comida e ir desde allí. Algunas personas son más saludables con muchos granos y otras no. Use su juicio aquí lo mejor que pueda para que pueda tomar medidas en la dirección correcta para su salud.

La pirámide alimenticia estándar recomienda lo siguiente:

- El arroz, los cereales, la pasta y el pan pueden ser hasta 11 porciones por día.

- Para verduras y frutas, debe tener entre tres y cinco porciones.

- En cuanto a sus huevos, puedes tomar dos o tres raciones al día, siempre que no seas alérgico o intolerante a la lactosa.

- Cuando se trata de carnes y frijoles, y otras cosas como nueces y pescado o aves, se recomienda consumir dos o tres porciones al día.

- Como era de esperar, cosas como el azúcar, la grasa y el aceite

Son la punta de la. Porque no debes tener ninguna de estas cosas en exceso. Más bien, úselos solo cuando sea necesario para garantizar su estilo de vida más saludable posible.

Nuevamente, esto solo hace referencia a la pirámide alimenticia estándar. Dependiendo de sus necesidades singulares y funciones dietéticas, es posible que deba modificar este cuadro por sí mismo.

Pero si no tiene requisitos específicos, este es el estándar para la comida.

Pirámide que se puede utilizar para su mayor ventaja posible en la creación de un estilo de vida más saludable.

CAPÍTULO 5: CÓMO LOS ALIMENTOS PUEDEN SER SU MEDICINA

De la misma manera que no comer sano puede enfermarte, comer alimentos saludables muchas veces puede curarte de la enfermedad y brindarte alivio cuando estás sufriendo.

También puede actuar como una medida preventiva para tomar contra la enfermedad. De hecho, existe un método completo de curación en la India durante miles de años llamado Aryuveda.

Este antiguo estilo de curación se utiliza para tratar cualquier enfermedad simplemente cambiando su dieta. La comida es, literalmente, la medicina que ha ayudado a mantener viva a la gente de la India durante siglos. Y todavía puede ser aplicable hoy.

De hecho, muchos remedios son simplemente alimentos saludables que tienen propiedades antiinflamatorias y la capacidad de nutrir tu cuerpo de adentro hacia afuera. Se sabe que todo, desde la infección hasta el cáncer, se ve afectado por las opciones de alimentación saludable.

Y con este antiguo arte de curar, eso nunca ha sido más evidente.

Por supuesto, gran parte de la tecnología moderna desaprobará estos métodos porque no han sido investigados científicamente, pero muchos de ellos han sido probados durante miles de años y continuarán impactando el cuerpo.

Ya sea que crea o no en el antiguo arte de curar, el hecho es que la comida puede determinar en última instancia si usted es susceptible o no a la enfermedad.

Si come bien, su cuerpo será más fuerte y podrá combatir enfermedades e infecciones mucho más fácilmente de lo que lo haría si estuviera desnutrido con una dieta estadounidense estándar.

Sin las vitaminas y minerales adecuados en su cuerpo, puede ser casi imposible combatir los efectos negativos de la enfermedad. A veces, incluso puede causar enfermedades. Si está comiendo alimentos no procesados poco saludables, ciertos tipos de estos alimentos en realidad pueden provocar enfermedades y también hacerlo más susceptible a ciertos tipos de cáncer.

Aunque el cáncer aún se está investigando y la comunidad científica no lo ha entendido lo suficientemente bien como para curarlo, hay muchos casos de personas que pudieron vivir una vida larga y saludable simplemente cambiando la forma en que lo necesitaban. Una alimentación saludable puede ayudar a disminuir los síntomas de muchas enfermedades difíciles e imposibles de curar, como la esclerosis múltiple.

Mientras se asegure de que todo lo que pone en su cuerpo sea nutritivo y proporcione a sus órganos y células todo el combustible y los recursos que necesitan para mantener su cuerpo fuerte, continuarán haciéndolo. Y lo harán lo mejor que puedan.

Sin embargo, si está saboteando activamente su cuerpo, no podrán luchar de la misma manera que lo harían si estuvieran recibiendo una nutrición adecuada. Por eso es tan importante que prestes atención a la forma en que nutres tu cuerpo. Si no está tomando decisiones activas y concienzudas sobre los alimentos que come, podría estar preparándose para el fracaso de una manera que puede lamentar.

CAPÍTULO 6: LA SALUD BENEFICIOS DE COMER VERDURAS

Las verduras son uno de los alimentos menos reconocidos que existen, especialmente cuando se trata de la dieta estadounidense estándar. La mayoría de las personas no se dan cuenta de lo importante que es proporcionar al cuerpo las vitaminas y minerales que las verduras y las verduras por sí solas pueden proporcionar. A veces, las personas ven las verduras como una forma de mejorar su belleza, pero cuando se trata de mejorar su salud, se vuelven algo desinteresadas.

Sin embargo, ahora que está aquí y leyendo este libro, es seguro asumir que está dispuesto y es capaz de considerar por qué es importante comer verduras. Estas son algunas de las mejores razones para proporcionarte verduras a diario como parte de tu dieta.

En primer lugar, el cuerpo necesita fibra para deshacerse del exceso de desechos. Sin una manera de encontrar los desechos juntos y eliminados, permanecen atrapados en el cuerpo y pueden contribuir al aumento de peso y otras posibles complicaciones.

La fibra también es extremadamente importante por otras razones. Puede ayudarle a evitar que aumente el nivel de colesterol en la sangre e incluso puede prevenir enfermedades del corazón, o al menos disminuir las posibilidades de padecerlas.

El ácido fólico también está presente en los vegetales, y cuando le estás proporcionando a tu cuerpo esta sustancia, puede generar la producción de tus glóbulos rojos. Esto puede ser muy importante para ayudar a prevenir la aparición de anemia, y puede ser muy beneficioso para las mujeres en particular, que tienden a necesitar esta sustancia durante el embarazo y la menstruación.

Las verduras también son naturalmente ricas en muchas vitaminas, como la A y la C, que son útiles para combatir infecciones y mantener el cuerpo saludable. Puede ayudarte a acelerar el proceso de curación y a absorber el hierro, que es otra forma de ayudar a combatir y prevenir la aparición de la anemia. Las vitaminas son ricas en potasio y esto es muy útil porque evita que el cuerpo sucumba a la presión arterial alta.

Se ha demostrado que las verduras reducen el riesgo de accidentes cerebrovasculares y otras complicaciones relacionadas con el corazón. Pueden prevenir el desarrollo de cálculos renales y prevenir la desintegración de la materia ósea. Llenarse de vegetales es una buena manera de ayudarlo a controlar la diabetes tipo II y la obesidad.

No solo eso, sino que puede ayudarlo a mantenerse fuerte en la lucha contra el cáncer y en la prevención del cáncer. Quizás uno de los más.

Las cualidades redentoras de comer verduras es el hecho de que son muy bajas en grasa y definitivamente no son densas en calorías.

Esto significa que puedes comer tantas verduras como quieras sin tener que preocuparte demasiado por subir de peso. Comer vegetales como refrigerio es una excelente manera de ayudarlo a reducir los antojos de hambre y mantenerse enfocado en un estilo de vida saludable.

Hay tantas cosas buenas acerca de las verduras. Es sorprendente que sean tan raros de encontrar en la dieta estadounidense estándar. Una de las mejores maneras en que puede ayudarse a sí mismo a evitar los alimentos procesados con alto contenido de grasa, azúcar y sal es caminar primero por el exterior de su tienda de comestibles.

Vaya a la sección de productos frescos para que esté tomando decisiones conscientes al proporcionarle a su cuerpo opciones saludables de vegetales frescos en lugar de saltear hasta el final y hacer trampa comprando pastas y otros alimentos procesados que tienen un bajo contenido de vegetales genuinamente nutritivos.

Una alimentación saludable comienza con la toma de decisiones para nutrir su cuerpo, y hay pocas cosas más nutritivas que las verduras.

A menudo podemos perder el gusto por los alimentos saludables debido a hábitos alimenticios poco saludables y deficientes en los primeros años de vida, o incluso autoimpuestos más adelante en la vida, pero es fácil volver a la normalidad.

Haz tiempo en tu vida para las verduras. Pueden tardar un poco más en prepararse, pero los beneficios valen la pena.

CAPÍTULO 7:
LOS BENEFICIOS PARA LA SALUD DE COMER FRUTAS

Es un conocimiento desafortunado pero común que las personas que siguen la dieta estadounidense estándar no comen suficiente fruta. La fruta que comen suele encontrarse enlatada o saturada de azúcar. El azúcar y la fruta añadida es definitivamente algo que elimina los beneficios para la salud que el consumo de fruta en su estado natural puede proporcionar al cuerpo.

Puede haber algunas complicaciones por comer demasiada fruta, especialmente si tiene diabetes. La fruta es alta en azúcares naturales, y cuando se hace en jugo, se obtiene mucha azúcar sin mucha fibra, lo que puede proporcionarle al cuerpo un exceso.

La fibra presente en la fruta es una de las cosas que la hace más saludable y ayuda al cuerpo a reducir las enfermedades cardíacas y evitar el estreñimiento. No solo eso, sino que los alimentos ricos en fibra como las frutas y las verduras son muy beneficiosos para controlar el peso porque te ayudan a sentirte satisfecho con menos calorías.

No solo eso, sino que la fruta es rica en muchas vitaminas y minerales, especialmente los cítricos cuando se trata de vitamina C.

La vitamina C es una fuente inagotable cuando se trata de ayudar al cuerpo a sanar, y si necesita algo que lo ayude a mantener sus dientes y encías saludables, las frutas ricas en vitamina C definitivamente serán la solución.

Otra cosa que la fruta puede ayudar al cuerpo a lograr es la prevención de accidentes cerebrovasculares y la prevención de cálculos renales. Las frutas son muy útiles para apoyar el cuerpo y prevenir y combatir trastornos como afecciones de la piel y problemas cardíacos. La fruta puede ser una de las formas más saludables de ayudarlo a obtener un impulso de energía y deshacerse de los antojos de azúcar que puede tener cuando intenta eliminar los alimentos poco saludables de su dieta.

Siempre que no se exceda con las frutas, como arrojar un montón de ellas en la licuadora y finalmente consumir una cantidad ridícula de azúcar, entonces puede tener un refrigerio saludable que satisfaga su gusto por lo dulce si está dispuesto a utilizar el tremendo poder de la fruta.

Si está interesado en los beneficios que los alimentos pueden tener para su salud, tanto las frutas como las verduras tienen una tendencia natural a ayudar a que su piel brille y luzca mucho más hidratada y nutrida. Las frutas y verduras tienen un alto contenido de antioxidantes y vitaminas y minerales que le brindan a su cuerpo la hidratación necesaria para mantener su piel y apariencia saludables.

Puede ayudar a que tu cabello crezca más suave y saludable, además de conservar el aspecto juvenil de tu piel. La fruta incluso puede ayudarte para detener el acné en seco manteniendo su cuerpo libre de productos de desecho que salen a través de sus poros e hidratando su piel. La fruta es excelente para ayudar al cuerpo a mantenerse hidratado por su alto contenido de agua, y rápidamente comenzarás a ver los beneficios y ese aspecto.

No solo eso, sino que la fruta son particularmente útil para la digestión. Debido al alto contenido de fibra, ayuda a retener los desechos y ayuda al cuerpo a eliminar cosas que de otro modo podrían causar problemas. Debido a esto, las frutas y verduras también pueden ayudar a perder peso. En lugar de permitir que los desechos se descompongan y almacenen como grasa, el cuerpo los elimina antes de que tenga la oportunidad.

La fruta es otra excelente manera de ayudarlo a combatir y prevenir enfermedades, incluso el cáncer. Algunas frutas, como las manzanas, ayudan a mantener a raya el asma. Otros, pueden reducir significativamente los niveles de colesterol.

Se sabe que las uvas también se usan en la lucha contra el cáncer, en particular las uvas de piel roja. También son útiles para combatir problemas oculares y problemas renales. Si sufre de infección, las bayas son especialmente útiles. Son ricos en antioxidantes.

Solo asegúrese de comer frutas y verduras que no estén tratadas con pesticidas comerciales, ya que pueden absorber estos químicos y en realidad complicar la pérdida de peso y causar problemas en el cuerpo.

Incluso puede comer frutas secas como una forma de sustituir los refrigerios azucarados y poco saludables y brindarle a su cuerpo un refrigerio dulce que tendrá un gran impacto nutricional. Solo tenga en cuenta los niveles de azúcar en las frutas secas, porque a veces, cuando se venden comercialmente, los azúcares agregados convierten lo que podría ser un placer saludable en algo que en última instancia puede ayudarlo a aumentar de peso.

Sin embargo, cuando comes fruta de manera saludable y regular, la fruta puede ayudarte a perder peso. Mientras no coma demasiado cosas con alto contenido de azúcar, las fibras y el contenido de agua de la fruta ayudarán a que su cuerpo se sienta lleno y sus células y órganos se nutran. El contenido de fibras y agua lo ayudará a eliminar los problemas que contribuyen a la obesidad y, en general, sentirá un cambio inmenso en sus niveles de energía.

Puede utilizar esta energía para hacer ejercicio y trabajar más duro hacia un estilo de vida saludable. Esto puede ser especialmente efectivo si está reemplazando la comida chatarra azucarada con alternativas de frutas más saludables a medida que continúa la transición en su viaje hacia una mejor salud y bienestar.

CAPÍTULO 8: LA MEJOR CARNE PARA COMER PARA UNA VIDA SALUDABLE

La carne generalmente se considera uno de los principales alimentos básicos en un correo electrónico, pero puede ser sorprendente descubrir que en realidad hay algunas carnes que son más saludables que otras. Por supuesto, sabemos la diferencia entre las carnes rojas y las carnes blancas. Las carnes rojas se relacionan más a menudo con problemas de salud y problemas coronarios, mientras que las carnes blancas se consideran más magras y saludables en general.

Lo que a algunas personas les puede sorprender es que hay otros problemas que hacen que las carnes no sean saludables. Cuestiones como las cosas que les dan de comer mientras los animales están vivos y los antibióticos y hormonas que les pueden inyectar para que crezcan más rápido o produzcan más leche, al menos en el caso de las vacas.

Estos tipos de hormonas finalmente ingresan a la carne que consumimos y pueden causar problemas en nuestros propios cuerpos. Si no somos conscientes de las elecciones que hacemos cuando elegimos nuestros alimentos, en última instancia, pueden contribuir a una mala salud en el futuro, incluidos, entre otros, cánceres y cambios hormonales que pueden ser bastante debilitantes.

Sin embargo, si está seguro de que está recibiendo su carne de fuentes que son saludables y que no alimentan a los animales con esteroides y antibióticos en exceso, entonces ya está por delante del juego.
De lo contrario, intente investigar un poco sobre los lugares locales donde puede recibir carne que no esté

contaminada por algunos estándares peligrosos de la industria.

Dicho esto, incluso considerando las opciones saludables de carne, hay ciertas carnes que son más saludables que otras. Una de las carnes más saludables que puedes comer, especialmente si esperas perder peso, es el pescado. El pescado es magro y lleno de nutrientes. Sin embargo, debe tener cuidado con la fuente de su pescado.

Algunos peces se crían en condiciones insalubres, mientras que otros peces pueden provenir de áreas que podrían estar contaminadas con mercurio. Por eso está mal visto que las mujeres embarazadas coman pescado o mariscos.

Pero si encuentra una fuente saludable de pescado, esto puede ser muy beneficioso para su cuerpo. El pescado tiene un alto contenido de ácidos grasos omega-3, lo que ayuda al funcionamiento del cerebro y a la memoria. En general, los omega tres son muy codiciados y el cuerpo los necesita para funcionar al máximo de su potencial, especialmente cuando se trata de asuntos intelectuales.

El pollo criado en un buen ambiente es otra gran opción. El pollo es rico en proteínas. De hecho, es el más alto en proteínas de cualquier otra carne. Por lo general, se crían en buenas condiciones, o al menos se alimentan con alimentos que no causarán problemas en el cuerpo humano de la misma manera que lo hace una gran cantidad de carne de res.

Sin embargo, si está comiendo carne de res de un proveedor confiable, también puede ser una excelente opción. Si va a comer pollo orgánico, generalmente hay menos probabilidades de que estos animales se críen con carcinógenos peligrosos.

Los pollos que se han criado de manera convencional generalmente se alimentan con alimentos que aumentan la tasa de crecimiento, lo que puede provocar problemas de salud graves para los propios pollos y para los humanos que los consumen. También se les da una gran cantidad de antidepresivos y analgésicos, a veces, incluso arsénico y cafeína.

Es peligroso consumir mucha carne cultivada de manera convencional, pero si puede encontrar un buen proveedor, definitivamente debería hacerlo.

El pavo es otra gran carne, porque tiene un alto contenido de selenio. Esto es algo que es muy bueno para el cuerpo, sobre todo porque puede ayudar a eliminar los radicales libres y otras sustancias tóxicas.

Una vez más, sin embargo, debe tratar de asegurarse de que está recibiendo su carne de fuentes confiables, porque es estándar que el pollo y el pavo cultivados de manera convencional reciban un trato similar y no se alimenten con productos químicos peligrosos que aumentan de forma poco natural su tasa de crecimiento y, en última instancia, contaminan a los humanos con esos químicos.

Comer carne en general puede ser muy beneficioso para el cuerpo, siempre y cuando no comas carne que provenga de métodos peligrosos y de cultivo convencional. Los productos químicos a los que estos animales suelen estar sujetos son excepcionalmente peligrosos, tanto para los propios animales como para los humanos que los consumen. Si quieres comer sano y perder peso, es mejor evitar cualquier producto químico que pueda quedar atrapado en tu cuerpo y evitar que se produzca la pérdida de peso.

Incluso si no espera perder peso, comer sano incluye evitar cualquier cosa que pueda ser peligrosa para el cuerpo, como las hormonas y los productos químicos que son perjudiciales para nuestros sistemas sensibles. Afortunadamente, hay muchas fuentes de carnes saludables, ya sea que desee disfrutar de pollo, carne de res o incluso cordero. Hay formas en las que puedes estar sano, criarte éticamente para satisfacer cualquier antojo que puedas tener.

CAPÍTULO 9: LOS PELIGROS DE ALIMENTOS PROCESADOS

No sorprende a nadie que los alimentos procesados sean peligrosos. Sin embargo, lo que sorprende es que todavía se les permite estar en los estantes, a pesar de los estragos que causan en nuestros cuerpos y mentes. Comer alimentos poco saludables no es solo una elección personal para algunas personas.

A veces, debido al funcionamiento de la economía, las personas en situación de pobreza se ven obligadas a recurrir a los alimentos procesados porque son una forma barata y fácil de alimentar a familias numerosas con un bajo presupuesto.

Lo difícil de esto es que estos alimentos finalmente causan problemas médicos que cuestan incluso más dinero de lo que se necesitaría para alimentar a una familia numerosa con opciones saludables y sostenibles. En última instancia, parece que las personas con poco dinero están sufriendo de cualquier manera.

Incluso si no tiene que alimentar a una familia con un presupuesto limitado, los alimentos procesados simplemente no son saludables. Parte de lo que los hace tan adictivos es su alto contenido de grasa y azúcar.

Suelen ser comidas en caja que incluyen pastas y una cantidad excepcional de azúcar. El exceso de azúcar es peligroso en general, pero especialmente para las personas propensas a desarrollar diabetes tipo II. Si consumes azúcar y en grandes cantidades, en última instancia, sobrecargarás tu cuerpo y no solo te volverás obeso, lo más probable, sino que también desarrollarás problemas de salud.

El azúcar puede ayudar a acelerar el proceso de la diabetes debido al hecho de que provoca la aparición de resistencia a la insulina, lo que en última instancia dificulta, si no imposibilita, el control de los niveles de azúcar en la sangre.

Si come alimentos como este en exceso, como en cada comida, o al menos todos los días, seguramente habrá una consecuencia negativa. El consumo constante de esa gran cantidad de grasa y azúcar puede provocar no solo diabetes y obesidad, que son comúnmente conocidas, sino también enfermedades cardíacas e incluso cáncer. Esto es excepcionalmente peligroso y, si es posible, los alimentos procesados deben evitarse a toda costa.

Otro peligro de comer alimentos procesados es que no solo son adictivos, sino que son altamente artificiales. La mayoría de los ingredientes de esos alimentos no nutren el cuerpo. Más bien, nos están llevando a sentirnos llenos mientras privan a nuestros cuerpos de los nutrientes esenciales que se requieren para un funcionamiento saludable.

Cuando llevamos una dieta que es blanda y no nutritiva, en última instancia, nos permitimos ser tontos. No estamos pensando correctamente, no nos estamos moviendo correctamente y no estamos funcionando en su potencial más alto posible. Todas estas cosas son muy dañinas y pueden conducir a una mala coordinación e incluso a la depresión.

En cierto modo, todos sabemos que los alimentos procesados no son tan saludables como los tipos de alimentos que deberíamos consumir de manera regular. Nuestros cuerpos lo saben, incluso si nuestras mentes no lo saben. Y sufrimos por ello. Tenemos estrés al respecto.

Cuando nos entregamos a alimentos poco saludables, ya sea que seamos adictos a ellos o no, nuestros cuerpos lo saben. Y, ya sea que se trate de un hecho subconsciente o no, a menudo nos castigamos a nosotros mismos. Sabemos que estamos haciendo algo mal. Nos sentimos molestos e insatisfechos, incluso si lo estamos procesando en el momento.

Los alimentos procesados también tienen un alto contenido de colorantes artificiales que han demostrado ser altamente cancerígenos. Cuando comemos alimentos que tienen colorantes fijos, esencialmente estamos tragando colorante. ¿Te gustaría comer tinte para el cabello? Realmente no. Pero estos tipos de productos químicos son los que se utilizan en los alimentos. Se quedan en tu cuerpo y no salen. Tiñen tus órganos por dentro. Son muy peligrosos y pueden provocar cáncer.

También hay lleno de conservantes. Los alimentos procesados permanecen en el estante durante mucho tiempo. Más de lo que es saludable y normal. La típica botella de leche no duraría meses seguidos. Se cuajaría y se estropearía. Lo mismo que con los quesos, y lo mismo que con otros alimentos que encuentras en los estantes que tienen una larga vida útil.

Es importante que las empresas establezcan la vida útil porque pueden ganar más dinero si sus alimentos pueden permanecer en el estante por más tiempo. Harán lo que sea necesario, ya sea que sea más saludable o no para el cuerpo humano, para asegurarse de que están ganando la mayor cantidad de dinero posible.

Los conservantes a menudo incluyen productos químicos poco saludables y antinaturales y cantidades excesivas de sal. Ninguno de los cuales es bueno para el cuerpo en absoluto. Los alimentos procesados pueden provocar problemas cardíacos e hipertensión debido a la cantidad excesiva de sal presente en estos alimentos. La presión arterial alta es una ocurrencia común entre las personas que sobreviven con alimentos procesados, y la obesidad y los ataques cardíacos son algunas de las principales causas de muerte en la actualidad.

Esto tiene absolutamente todo que ver con la dieta estándar. La parte triste de esto es que incluso si sabe que no es saludable, los productos químicos y el alto contenido de azúcar y grasa hacen que estos alimentos procesados sean extremadamente adictivos.

El cuerpo comienza a anhelarlos y puede ser casi tan peligroso como una adicción a las drogas. Cuando eres adicto a un alimento que no es nutritivo ni saludable, puede tener consecuencias a largo plazo en su salud y desarrollo.

Otra forma en que los alimentos procesados contribuyen a la obesidad es porque los digerimos demasiado rápido en comparación con los alimentos ricos en fibra dietética saludable. Si estamos digiriendo rápido estos alimentos y no nos llenan porque no estamos recibiendo la fibra que nos proporciona la sensación de saciedad, ni siquiera estamos quemando la misma cantidad de energía que quemaríamos para digerir alimentos saludables.

Esto significa que comemos más y digerimos menos, lo que lleva a un aumento de peso rápido y rápido. Las calorías presentes en su cuerpo son mucho más altas cuando sigue una dieta de alimentos procesados. Usted quema muchas más calorías cuando come alimentos integrales saludables que son ricos en fibras dietéticas.

Desafortunadamente, esto significa que las personas que viven y subsisten con una dieta de alimentos procesados en última instancia van a aumentar de peso, lo quieran o no. Y no te proporcionarán la misma cantidad de energía porque no son nutritivos. Es probable que lo dejen cansado y lento, y que se sienta demasiado lleno porque come muchos más de estos alimentos poco saludables llenos de azúcar sin sentirse satisfecho o saciado.

Los alimentos procesados no se metabolizan adecuadamente en nuestro cuerpo. Se convierten rápidamente en grasa. No solo eso, sino que tienen un alto contenido de grasa. A menudo están llenos de grasas y azúcares ocultos. El aceite vegetal es uno de los ingredientes principales en muchas de estas comidas procesadas, junto con cosas como el jarabe de maíz con alto contenido de fructosa, que es un gran culpable del aumento de peso.

Si todos los alimentos procesados en los estantes contenían jarabe de maíz con alto contenido de fructosa, y la mayoría de ellos lo tienen, no es de extrañar que América del Norte se enfrente a la peor epidemia de obesidad en la historia mundial. Los aceites hidrogenados son muy poco saludables porque no se descomponen.

Permanecen en su cuerpo y se fusionan con las células grasas. Estos aceites hacen que la grasa sea mucho más difícil de quemar. Son más difíciles de eliminar, y ese tipo de grasa persistente puede conducir a la obesidad muy rápidamente. Los ingredientes de los alimentos procesados carecen de la mayor parte del valor nutricional que los humanos necesitan para funcionar a su máximo potencial. Necesitamos las fibras y las vitaminas y minerales que están presentes en los alimentos reales antes de que podamos realmente prosperar.

Si encuentra que los alimentos procesados no pueden evitarse por completo, al menos deben consumirse con moderación. Son peligrosos. Pueden hacernos sentir perezoso, irritable e infelices en general.

Nuestras disposiciones pueden ir de positivas a negativas cuando pasamos de una dieta saludable y, en última instancia, nos encontramos consumidos con nada más que alimentos procesados que son demasiado azucarados, demasiado grasos y poco saludables.

Nuestros cuerpos anhelan nutrición. Lo más fácil y beneficioso que puede hacer por usted mismo es proporcionarle a su cuerpo esa nutrición. Puede ser difícil acostumbrarse a cambiar las rutinas, como subsistir con alimentos procesados, y en ocasiones puede ser muy frustrante.

Tienes que pasar mucho más tiempo en la cocina cocinando y teniendo en cuenta tu salud y tus comidas. Pero, en última instancia, comer alimentos procesados es algo que puede matarte y aislarte de ti mismo. En realidad, está consumiendo toxinas y evitando los alimentos que pueden actuar como antioxidantes que le brindarán la oportunidad de deshacerse de los desechos que está poniendo en su cuerpo.

Los alimentos procesados son lo mismo que la comida chatarra. No son diferentes. Son alimentos chatarra que parecen más saludables. Son bocadillos disfrazados. Para volverse saludable y sentirse realmente saludable, evitar los alimentos procesados a toda costa es el primer y más efectivo paso que puede tomar. No se deje engañar por envases que afirmen que estos alimentos son saludables.

Están saturadas y grasas y azúcar y sal, y carecen de cualquier cosa que le dé nutrición a su cuerpo. Haz todo lo que puedas para cambiar tu hábito de depender de los alimentos procesados. Comer sano es fácil y posible si te lo propones.

Solo recuerde la estrategia de caminar por la tienda de comestibles para recoger los productos frescos y la carne en lugar de caminar por los pasillos que están llenos de envases peligrosos y atractivos que esconden los peligros de los alimentos procesados en su interior.

CAPÍTULO 10: UNIR TODO CON LA COMIDA PLANIFICACIÓN

La planificación de comidas puede ser uno de los aspectos más importantes para desarrollar un estilo de vida saludable. Cuando no somos capaces de visualizar el futuro de nuestra alimentación, puede ser muy fácil sucumbir a las tentaciones de los alimentos poco saludables a los que nos hemos vuelto adictos. Especialmente si es nuestro hábito comerlos en lugar de comer los alimentos que nos nutrirán.

La planificación de las comidas es todo un esfuerzo. Puede ser algo intimidante, especialmente para alguien que sufre con la organización. Si tiene dificultades para planificar las comidas, no se preocupe. Hay muchas maneras en las que puede comenzar a profundizar en la planificación de comidas que son divertidas y fáciles, ya sea que tenga dificultades con la creatividad en la cocina o no.

Hay muchos kits de planificación de comidas que puede comprar. Muchos de ellos tienen la opción de ordenar cajas llenas de alimentos frescos para cocinar e incluyen recetas que puedes usar. Esto puede ser muy útil si no está acostumbrado a cocinar, lo que suele ser el caso.

Especialmente cuando los malos hábitos alimenticios y un horario de trabajo apretado hacen que parezca difícil encontrar el tiempo necesario para preparar comidas completas y nutritivas. El primer paso en la planificación de comidas es la investigación. Si vas a estar saludable, tienes que ver tus opciones.

Investigar recetas es el mejor primer lugar para comenzar. Acumular una carpeta llena de alimentos saludables que desea probar puede ser tanto divertido como educativo. Abrirá su mente a varias posibilidades de alimentos de las que de otro modo se habría burlado por ser demasiado difíciles de preparar para usted, o tal vez le enseñará cosas que nunca antes había sabido.

Las recetas pueden ser muy reveladoras. Especialmente cuando estás interesado en hacer nuevos descubrimientos. Cocinar puede ser un hábito difícil de adquirir, pero una vez que comience a dominarlo, ¡se sorprenderá de la libertad que puede encontrar al preparar una comida para usted que sea consciente de la salud y deliciosa!

Mire libros de recetas y revistas y obtenga una acumulación de recetas que desea probar. Comience con las cosas que se ven más deliciosas y nutritivas, y si es un novato en la cocina, también puede buscar las cosas que parecen más simples.

Luego, debe mantener sus recetas organizadas de una manera simple que sea fácil de navegar. Si se siente abrumado por la falta de organización, la planificación de las comidas será mucho más difícil.

Cuando está comenzando un nuevo hábito, quiere asegurarse de que está haciendo todo lo más simple posible. Demasiados cambios a la vez pueden ser exigentes para su sistema, y siempre debe intentar implementar cambios pequeños y fáciles hasta que se conviertan en un nuevo hábito.

Asegúrese de que sean de fácil acceso, de modo que cuando desee comenzar a preparar su comida, pueda hacerlo fácilmente. Si está usando una carpeta, puede considerar plastificar las páginas o usar fundas de plástico, de modo que si las está usando en la cocina, no se vean afectadas por la contaminación del agua u otros alimentos.

Cuando organice sus recetas, sería útil ordenarlas en desayunos, almuerzos, cenas y meriendas. Esto le ayudará a consultar las recetas adecuadas más fácilmente una vez que comience a cocinar. Si lo desea, puede incluso organizar su carpeta por día de la semana y tener sus comidas planificadas para cada día e impresas en la carpeta de esa manera.

Hay muchas formas de organizar tus recetas. Haz lo que parezca tener más sentido para ti intuitivamente. No te obligues a adherirte a un tipo de organización que no funciona para ti.

En su lugar, asegúrese de que está haciendo lo que funciona mejor para usted en su propia vida.

Asegúrese de tomarse el tiempo para buscar regularmente nuevas recetas que se destaquen para que su creatividad fluya y su cocina sea emocionante. Hay muchos tipos de recetas que puede probar, y cuanto más intente, ¡más interesante puede ser emprender un viaje de alimentación saludable!

A continuación, debe explorar un software como Excel en Microsoft Office que lo ayudará a organizar la planificación de sus comidas. En Excel encontrará una gran cantidad de plantillas entre las que puede elegir para ayudarse a planificar sus comidas por día, hora y semana. ¡Este puede ser un recurso muy valioso!

Si prefiere no usar Excel, también hay aplicaciones que puede descargar en su teléfono o tableta u otro dispositivo para ayudarlo a utilizar mejor su tiempo y recursos.

Incluso puede seguir la ruta antigua y comprar un cuaderno que esté especialmente diseñado para planificar las comidas. Este es un paso importante para asegurarse de que sus comidas estén organizadas y sean de fácil acceso.

Tener un plan de comidas es extremadamente útil cuando se trata de embarcarse en un viaje de alimentación saludable.

Crear buenos hábitos requiere tiempo y paciencia, y es inevitable que se resbale en algún punto del camino.

¡Pero eso no significa que tengas que quedarte atrapado en el suelo! En realidad, solo significa que tendrá que volver a levantarse y seguir intentándolo, porque rendirse es mucho más fácil que apegarse a sus planes.

Una cosa que realmente puede ayudar cuando se trata de planificar comidas es ceñirse al tema. Por ejemplo, mucha gente tiene temas específicos como martes de tacos u otro día asignado para un tipo específico de comida. Si cree que eso lo ayudaría a mantenerse encaminado, siéntase libre de imitar ese tipo de planificación de comidas. Se hace por una razón, porque funciona y ayuda a mantener las cosas simples y optimizadas.

Puede ser muy molesto encontrarse atascado haciendo mucha planificación y preparación cada semana o mes, por lo que si desea mantener las cosas fáciles, esa puede ser una buena manera de hacerlo. Podría tener un tema para las comidas quincenales, como el martes de tacos una noche y tal vez el martes de arroz y verduras al día siguiente y alternarlos. No hay forma incorrecta de planificar sus comidas. Lo que tienes que asegurarte de hacer es observar el seguimiento.

Sin seguimiento, todo lo demás se vuelve redundante y difícil. Algo que realmente puede ayudarlo a tener éxito en la planificación de comidas es la responsabilidad. Si le hace saber a alguien que lo conoce y se preocupa por usted que está tratando de planificar sus comidas, pregúnteles si estarían dispuestos a ayudarlo a mantener su rutina.

Pueden ayudarlo haciéndole preguntas sobre cómo van las cosas y si se está manteniendo o no encaminado. También pueden optar por alentarlo y animarlo a través de sus esfuerzos.

Independientemente de cómo elijan apoyarlo, pueden ser muy gratificantes para ambos. Si es una persona positiva y comprensiva, puede ser fantástico saber que tienes personas reunidas a tu lado que realmente quieren que tengas éxito. Solo asegúrate de eliminar a las personas tóxicas que te deprimen al centrar la atención en ellos mismos o al hacerte sentir que te resultará difícil lograr tus objetivos.

Claro, la retroalimentación constructiva puede ser increíblemente útil, pero si no está buscando retroalimentación constructiva, a veces puede ser tóxica. Asegúrate de entender la diferencia entre una persona tóxica que se hace pasar por una persona solidaria y una persona solidaria que realmente quiere verte prosperar.

Otra forma de asumir la responsabilidad es asumiendo la responsabilidad personal.

La responsabilidad personal se puede lograr a través de diarios y autoafirmaciones. Hablar contigo mismo sobre tus metas, qué lo haces internamente o en voz alta, puede ser una buena manera para ayudarlo a mantenerse enfocado y preguntarse si está haciendo o no las cosas que espera lograr.

Si descubre que no es así, en lugar de castigarse por ello, considere sus obstáculos y siga adelante a medida que comienza a descubrirlos. La única forma en que serás un fracaso es si no lo intentas. Si lo intentas, al final todo encajará porque estás haciendo un esfuerzo y creando cambios positivos en tu vida.

Llevar un diario es útil por muchas razones. Pueden ayudarlo a anotar lo que ha comido y cuándo y cuánto.

Esto le dará una buena idea de lo que realmente puede esperar de usted mismo. Las cosas con las que no está satisfecho, debes abordarlas y tomar nota de ellas. Pero en lugar de enojarte contigo mismo por no ser un goteo de inmediato, recuerda que es un proceso y debes ir despacio.

En lugar de implementar un cambio completo en la rutina y planificar cada comida para el próximo mes cuando nunca lo haya hecho antes, comience poco a poco con una o dos comidas a la semana y luego agregue gradualmente el resto a medida que se sienta cómodo con el proceso.

Que sea algo que no sorprenda a su sistema. El cambio gradual es el más duradero. Y escribir en un diario sobre sus experiencias lo ayudará a descubrir sus pensamientos más íntimos sobre el proceso y las cosas que tal vez ni siquiera se dio cuenta de que lo estaban frenando.

Comenzarás a sentir patrones en tu comportamiento y posiblemente predecirás cuándo podrías sentirte tentado a desviarte y por qué. Si puede identificar estos puntos desencadenantes, será más fácil evitarlos en el futuro.

La planificación de comidas puede ser una tarea muy divertida y emocionante. Incluso si no eres del tipo que disfruta de ese tipo de organización, puede ser muy gratificante pensar exactamente en lo que vas a poner en tu cuerpo y dar los pasos necesarios para hacerlo. Todo el mundo merece la oportunidad de convertirse en la versión más sana y saludable de sí mismo posible, y con la planificación de comidas y una buena dosis de autoestima, estará bien encaminado hacia un estilo de vida de alimentación saludable.

CONCLUSIÓN

La alimentación saludable es algo que puede ser muy difícil de comenzar a hacer, especialmente si no pudo desarrollar hábitos alimenticios saludables desde una edad temprana. Sin embargo, no es imposible convertirse en una persona más consciente y proactiva de la salud.

Afortunadamente, cada día que nos despertamos viviendo y respirando es un día en el que podemos comenzar a mejorar y avanzar en nuestras vidas.

Convertirse en la mejor versión de nosotros mismos puede parecer intimidante al principio, pero una vez que comienzas a darte cuenta de que cada elección que haces tiene un impacto en tu vida, ya sea positivo o negativo, entonces se vuelve mucho más fácil ver el curso de nuestras acciones antes de que lo hagan. Vuelve para atormentarnos. Los malos hábitos alimenticios son definitivamente elecciones que volverán para atormentarnos.

Si no tenemos cuidado, comenzaremos a desarrollar problemas de salud más adelante en la vida porque no éramos conscientes de lo que metíamos en nuestro cuerpo cuando éramos más jóvenes.

La alimentación saludable y el ejercicio son la única forma de crear un cuerpo y una mente sanos y felices.

Nos volvemos locos e inquietos cuando nos quedamos atrapados en nuestros hogares todo el día comiendo nada más que alimentos procesados cargados de azúcar y grasa y sentados viendo televisión sin hacer ejercicio. La dieta estadounidense estándar es peligrosa y le está costando la vida a la gente. No te dejes convertir en una de esas personas.

En lugar de eso, toma las decisiones que necesitas tomar para realmente mejorarte y convertirte en la mejor versión posible de ti mismo. Tome decisiones que enorgullezcan a su familia y les proporcionen su presencia en sus vidas en los años venideros.

Cuando no nos estamos cuidando a nosotros mismos, esto es realmente muy egoísta. Hay personas a nuestro alrededor que se preocupan profundamente por las personas que somos y el valor que aportamos a sus vidas, nos demos cuenta o no. Todos merecen la oportunidad de tomar su futuro en sus propias manos y crear cambios positivos que los beneficiarán en los años venideros.

La alimentación saludable es solo una de las muchas formas en que puede comenzar a mejorar y preparar su mente y cuerpo para el futuro. Si desea ser independiente y activo durante el mayor tiempo posible sin tener que gastar miles y miles de dólares en facturas médicas y otros gastos, entonces la alimentación saludable es algo que debe comenzar cuanto antes.

Si no, se convertirá en una carga para su vida, tanto material como físicamente. Al leer este libro y utilizar la información dentro de él, ahora estás más preparado para dar el primer paso hacia un estilo de vida saludable.

Planificar sus comidas y volverse más consciente de por qué es importante elegir alimentos saludables mejorará drásticamente su calidad de vida ahora y en los años venideros.

¡Todo lo que tiene que hacer es apegarse a él y comenzará a ver los efectos positivos para la salud de una alimentación saludable de inmediato! Todo lo que tienes que hacer es intentar. ¡Puedes hacerlo!

Autores:
Prof. Ubaldo Sánchez G.
Lic. Linda Sánchez G.